L'ANTHROPOMÉTRIE

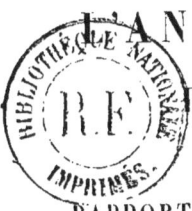

DES DÉGÉNÉRÉS

———

RAPPORTS ENTRE LES MENSURATIONS

DES DIFFÉRENTS SEGMENTS ANTHROPOMÉTRIQUES

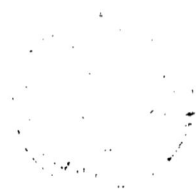

TRAVAIL DU LABORATOIRE DE MÉDECINE LÉGALE

L'ANTHROPOMÉTRIE
DES DÉGÉNÉRÉS

RAPPORTS ENTRE LES MENSURATIONS
DES DIFFÉRENTS SEGMENTS ANTHROPOMÉTRIQUES

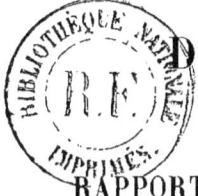

PAR

Le Docteur Paul VERMALLE

Eléve de l'Ecole du Service de Santé Militaire.

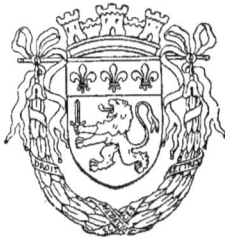

LYON

A. REY, IMPRIMEUR-EDITEUR DE L'UNIVERSITÉ

4, RUE GENTIL, 4

1911

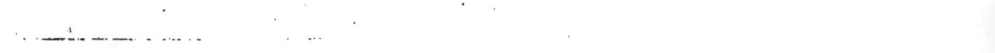

A LA MÉMOIRE DE MON PÈRE

AUX MIENS ET A MES AMIS

A Monsieur le Docteur Etienne MARTIN

Professeur-Agrégé de Médecine légale à l'Université de Lyon.

Nous le remercions du très bienveillant accueil qu'il nous a fait. Il a bien voulu nous associer à ses recherches qui nous ont si vivement intéressé. Il nous a inspiré cette étude et ce qu'elle contient de meilleur lui appartient. Nous lui devons une particulière gratitude pour l'amical intérêt qu'il nous a porté. Qu'il veuille bien accepter le témoignage de notre reconnaissance.

A M. LE MÉDECIN-MAJOR DE 1re CLASSE MAROTTE

Major de l'École du Service de Santé Militaire,
Chevalier de la Légion d'honneur.

*Nous lui devons de sincères remerciements
en souvenir de ses leçons de préparation
à l'École et de la bienveillance qu'il nous
a témoignée.*

A MES MAITRES

de la Faculté et de l'École du Service de Santé Militaire.

L'ANTHROPOMÉTRIE
DES DÉGÉNÉRÉS

RAPPORTS ENTRE LES MENSURATIONS
DES DIFFÉRENTS SEGMENTS ANTHROPOMÉTRIQUES

INTRODUCTION

Depuis la création des études anthropométriques, nombreux sont les auteurs qui ont multiplié les mensurations ; mais ces mesures n'étaient souvent pas comparables entre elles, car la technique et les points de repère des opérateurs étaient différents : les uns, mesurant sur le squelette, les autres sur le vivant ; et les auteurs n'avaient pas tiré de cet ensemble de matériaux épars une méthode d'observation médicale qui permît de juger du développement normal ou anormal du corps humain. Pour créer un tel moyen d'investigation, il était nécessaire d'avoir une unité de mesure d'une impeccable rigueur et d'établir des rapports constamment vérifiés entre les divers segments du corps. C'est ce qu'a fait notre maître, M. le professeur agrégé Etienne Martin, et il a dirigé l'anthropométrie dans la voie de l'étude des dégénérescences physiques.

La fiche anthropométrique de Bertillon créée pour l'identification des récidivistes lui a paru l'unité de mesure d'une valeur scientifique réelle, car, partant, dans tous les cas, et quel que soit l'opérateur, les chiffres obtenus sont identiques, et l' « écart tolérable » très minime. De plus, Bertillon a pris soin de réunir tous les documents obtenus ainsi dans des conditions absolument semblables et, en vertu de lois mathématiques précises, il en a tiré les « dimensions moyennes » des segments du corps humain[1]. Cette fiche anthropométrique, malgré quelques imperfections (ne mesurant qu'un des côtés du corps elle ne relève pas les asymétries) est un véritable petit chef-d'œuvre « où le médecin peut fouiller non seulement les anomalies de développement, mais la psychologie et l'histoire du passé de certains individus[1] ».

Restaient à établir les rapports normaux constants entre les différents segments du corps. M. Et. Martin les pose ainsi : « En étudiant 8.265 sujets nés à Paris, Bertillon a établi une série de dimension moyenne de chaque mensuration par âge d'où nous déduisons les règles suivantes pour les rapports généraux que nous désirons établir entre les segments anthropométriques.

« L'envergure l'emporte généralement sur la hauteur de la taille de 3 à 7 centimètres.

[1] Alph. Bertillon, *Notice sur le fonctionnement du Service d'Identification de la Préfecture de police suivie de tableaux numériques résumant les Documents anthropométriques accumulés dans les archives de ce service*, Paris, Masson, 1889.

[2] Etienne Martin, l'Anthropométrie des dégénérés *(Archives d'Anthropologie criminelle et de Médecine légale*, avril 1911).

« Le buste l'emporte sur la demi-taille de 4 à 5 centimètres.

« Nous avons trouvé que, dans la majorité des cas, la hauteur de l'oreille droite était égale au tiers du diamètre antéro-postérieur maximum du crâne, et cela à quelques millimètres près.

« La coudée gauche est sensiblement égale à quatre fois la longueur du médius gauche. Pour étudier les rapports entre le développement de la main et du pied, nous avons établi que la longueur du pied gauche est sensiblement égale à trois fois la longueur de l'auriculaire gauche. »

De telles règles se vérifient dans la majorité des mensurations inscrites sur les fiches. Mais Bertillon a prévu les cas anormaux, et le mensurateur doit souligner sur la fiche ou indiquer (rv.) c'est-à-dire « revu » pour montrer que les chiffres obtenus sont exacts malgré leur caractère exceptionnel. Il y a des exceptions, relativement peu fréquentes, à ces règles générales : prenons, par exemple, le rapport du buste à la taille. Perrier [1] donne comme proportions :

27,24 o/o de bustes supérieurs à la 1/2 taille de o à 5 cent.
67,40   —   —   —   5 à 10

Pour les bustes supérieurs de 10 à 13 centimètres, il ne trouve plus que 3,40 pour 100, et pour ceux l'emportant de 13 centimètres à 17 cm. 5, seulement 0,81 pour 100.

Dans l'ordre inverse, il rencontre 0,23 pour 100 de

[1] Dr Ch. Perrier, le Buste et ses rapports avec la taille chez les criminels (*Archives d'Anthropologie criminelle*, sept.-oct., 1910).

bustes égaux à la demi-taille et 0,69 d'inférieurs de 0 à
12 centimètres.

L'écart entre ces divers chiffres nous frappe aussitôt,
et, à ce point de vue, les résultats des auteurs sont
identiques.

C'est par l'étude de ces cas anormaux, de ces « excep-
ceptions anthropométriques », et par les conclusions
auxquelles elle ne manquera pas d'arriver, que la méthode nouvelle justifie de son utilité et de sa valeur.
M. le professeur agrégé Et. Martin a poursuivi cet
ordre de recherches à la prison Saint-Paul ; nous avons
eu le rare bonheur de l'accompagner dans ses visites
pendant une année entière. Le gardien mensurateur de
la prison, mis au courant des principes généraux de la
méthode, faisait défiler devant nous les individus qui
s'étaient signalés à son attention par une fiche à rapports segmentaires anormaux. Le sujet était examiné
par nous, l'observation prise, les mensurations notées,
et à chaque nouvelle visite s'imposait de plus en plus
à notre esprit la conviction que l'anomalie des indices
anthropométriques, lorsqu'elle atteint une certaine
grandeur, une certaine modalité, acquiert une valeur
réelle au point de vue anthropologique. C'était tout
un côté neuf de la question des dégénérescences physiques qui nous apparaissait à mesure que se mon-
traient à nous, sélectionnés comme nous l'avons dit,
tous ces anormaux, ces « mal bâtis », ces « mal faits »
qui souvent étaient en même temps des dégénérés
mentaux, des débiles, des arriérés, des déséquilibrés ou
des imbéciles.

Nous avons donc en main le moyen de dépister par

la mensuration les anormaux d'une collectivité et de nous faire une idée précise du développement physique de ces individus. Nous verrons ainsi qu'ils ont souffert dans le développement de leur être, dont l'accroissement, selon un rythme harmonieux, a été dévié. Ces « mal faits » seront, la plupart du temps, les fils de parents alcooliques ou atteints de tares dégénératives multiples qui auront imprimé leur marque dans le corps et souvent dans l'esprit des descendants. Parfois aussi les tares héréditaires seront nulles et nous aurons alors affaire à ces dégénérés dont Lasègue devait dire qu'ils héritent d'eux-mêmes. Mais dégénérescence héréditaire ou dégénérescence accidentelle par action des maladies de l'enfance ou de l'adolescence, les produits sont identiques et comparables entre eux.

Est-ce à dire que nous possédions là un procédé impeccable de filtration des non-valeurs ? Notre maître a pris soin de répondre à la question en disant : « Il est certain que tous les débiles, tous les aliénés ne présentent pas des anomalies de développement suffisantes pour leur imprimer un masque spécial, mais on pourrait tout au moins en dépister un grand nombre ».

C'est l'exposé de la méthode d'observation anthropométrique des dégénérés que nous allons faire ici. Après avoir rapidement envisagé le développement normal du corps humain, nous étudierons les anomalies des rapports des segments : 1° Entre la taille et le buste ; 2° entre la taille et l'envergure ; 3° entre la hauteur de l'oreille et le diamètre antéro-postérieur maximum de la tête ; 4° entre la main, la coudée et le pied.

CHAPITRE PREMIER

CROISSANCE DU CORPS HUMAIN
ET SES DÉVIATIONS PATHOLOGIQUES

Avant d'entrer dans le détail d'une étude sur les rapports des segments anthropométriques, il peut paraître utile de jeter un coup d'œil sur la façon dont se fait la croissance du corps humain et de ses diverses parties, d'en établir le rythme normal et les déviations pathologiques sous l'influence de multiples facteurs.

« On donne le nom de croissance à l'ensemble des phénomènes intérieurs par où le nouveau-né augmente en dimensions, c'est-à-dire en poids, en volume et en longueur[1]. » A la base de tout phénomène de croissance se placent des transformations, des hypertrophies et des multiplications des éléments cellulaires en rapport avec leurs mouvements d'assimilation et de désassimilation. C'est aux troubles de nutrition et d'accroissement des éléments anatomiques qu'il faut remonter pour expliquer « les troubles d'accroissement qui constituent les altérations pathologiques des parties plus complexes de l'organisme » (Manouvrier). La croissance du tissu osseux nous intéresse plus spécialement,

[1] Bonnier, article Croissance du *Dictionnaire Richet*.

car les dimensions et les proportions des diverses
parties du squelette conditionnent les dimensions et
proportions du corps. La théorie classique est celle
d'Ollier-Flourens : la longueur des os augmente par
l'apposition des couches nouvelles issues du cartilage
de conjugaison seul. La limite de la croissance est
atteinte lorsque se fait l'ossification spontanée ou pré-
maturée de ces cartilages. Ces idées étayées sur de
nombreux faits expérimentaux et cliniques n'ont peut-
être pas la valeur et la rigueur qu'on leur attribue
généralement. C'est ce qui ressort du travail récent de
M. Folliasson sur la « croissance des os », préconisant
le retour aux idées de Duhamel (1739-1742). Folliasson, après une critique serrée des arguments histo-
logiques, expérimentaux et cliniques de Flourens et
Ollier, conclut d'une série d'expériences faites avec
MM. Gallois et Latarjet que, contrairement à la théorie
classique, l'accroissement de l'os en longueur a son
maximum dans la région juxta-épiphysaire, dans la
portion bulbaire de la diaphyse, l'épiphyse restant en
dehors de l'accroissement de l'os. « Le cartilage apparaît dès lors comme une sorte de zone neutre recou-
vrant le bourgeon vasculaire provenant de la diaphyse
et permettant à celle-ci de se développer librement. »

Quoi qu'il en soit des phénomènes intimes qui se
passent dans les os, leur résultat est l'augmentation de
la taille et des autres segments du corps. Ce rythme
d'accroissement n'a pas la belle régularité ascendante

---

[1] Folliasson, *Contribution à l'étude de la croissance des os* (thèse
de Lyon 1911).

que Quételet et Gould lui avaient assignée. C'est un fait acquis que la croissance de l'organisme n'est pas uniforme et régulière, mais subit des alternances successives, les phases d'accélération succédant aux phases de ralentissement. Bowditch, Pagliani, Roberts l'ont démontré, mais ces faits qui ressortent déjà des statistiques de ces auteurs sont encore plus évidents lorsqu'on se reporte aux études comme celle de Godin, où les mêmes séries d'individus sont suivies pendant plusieurs années.

D'après Thomas, « l'activité de la croissance de la longueur du corps et de son poids est la plus grande dans les derniers mois de la période viscérale ». De 5o centimètres à la naissance, la taille est, à 1 an, de 7o centimètres, pour doubler ensuite de 1 à 13 ans. Mais cet accroissement se fait avec un rythme particulier : l'enfant grandit de 6 cm. 5 à 8 centimètres entre 1 et 7 ans, puis seulement de 4 cm. 5 à 5 centimètres entre 7 et 13 ans. A ce dernier âge, la taille moyenne est d'environ 1 m. 45 (Comby), 1 m. 424 (Bertillon), 1 m. 452 (Godin). Pour la période comprise entre 13 ans 1/2 et 17 1/2, si intéressante par le fait qu'elle englobe la puberté (15 ans et 2 mois (Godin), nous nous reporterons aux chiffres si bien établis par Godin. Voici ses résultats :

Hauteur du vertex debout.

Ages . .	13 1/2	14	14 1/2	15	15 1/2	16	16 1/2	17	17 1/2
Hauteur .	1452	1466	1498	1536	1555	1581	1601	1619	1636
Accroissement .		12	32	38	19	26	20	18	17

Le gain total est donc, pour ce laps d'années, de 18 cm. 4, chiffre voisin de celui de Variot et Chaumet (18 cm.). Autre conclusion en opposition avec les vues de Quételet : pendant l'année qui précède la puberté, la croissance qui avait subi un véritable arrêt reprend brusquement, atteint un maximum et décroît ensuite.

A quel âge l'homme est-il au summum de sa croissance? Il semble bien résulter de l'ensemble des recherches que c'est à partir de 30 ans que l'homme possède sa taille maxima. La taille moyenne est d'environ 1 m. 65. Ajoutons qu'on sait bien aujourd'hui que les deux côtés du corps ne se développent pas d'une façon identiquement parallèle : le côté droit est en avance sur le côté gauche, bien entendu dans les limites qui n'altèrent pas de façon trop frappante les proportions du corps. Cette dissymétrie, naturelle, en quelque sorte, de l'homme droit et de l'homme gauche subsiste à l'état adulte, ainsi qu'il résulte des recherches de Harting, Raymondaud, Et. Rollet.

La taille dont nous venons de suivre l'accroissement n'est elle-même qu'un composé de parties superposées: tête, cou, tronc, membres inférieurs, qui évoluent chacune pour son compte et avec des mouvements ascensionnels qui ne sont pas synchrones. Pour ne pas sortir de notre sujet nous n'étudierons parmi ces segments que ceux qui sont notés sur la fiche bertillonienne.

C'est ainsi qu'on désigne sous le nom de buste l'ensemble formé par la tête, le cou et les portions sus- et sous-trochantériennes du tronc. Sa hauteur se mesure par la distance qui sépare le vertex du plan bi-

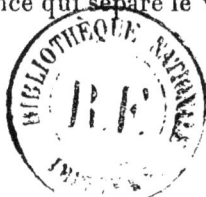

ischiatique sur lequel repose le corps dans la station assise. Perrier dit qu'à la naissance le buste est fort long comparativement aux jambes. Ce fait ressort aussi de l'examen du tableau de croissance des segments du corps établi par Stratz, complété par Sauvage et Weill. Vers 2 ans 1/2, la moitié de la hauteur de la taille passe par le nombril. A 6 ans, l'enfant qui a 6 têtes en hauteur a 2 têtes 2/3 pour les jambes. Vers 13 ans 1/2, le membre inférieur (769 mm.) est plus long de 12 millimètres que le buste (Godin); l'écart s'accentue encore à 14 ans 1/2 puis diminue et se renverse si bien qu'à 17 ans 1/2 le buste (858 mm.) l'emporte de 4 millimètres sur la longueur du membre inférieur. Donc les périodes de plus grande croissance du buste et du membre inférieur ne coïncident pas mais « tout en affectant une certaine indépendance l'un vis-à-vis de l'autre, la différence de leur rythme établit une compensation entre leurs accroissements respectifs, de telle sorte qu'il n'en résulte aucun arrêt dans la croissance de la taille ». Autre conclusion : la taille s'allonge avant 15 ans 1/2 par le membre inférieur; après cet âge, par le buste. D'après les données de Bertillon, le buste semble arrivé au terme de sa croissance continue vers 21 ans avec une moyenne de 0 m. 8773.

Le membre supérieur a, lui aussi, au point de vue qui nous occupe, une grande importance. L'envergure, c'est-à-dire la distance qui sépare l'extrémité des deux médius, les bras étant étendus horizontalement en croix, comparée à la stature, nous fournira d'intéressantes constatations. Pour Bertillon, l'envergure croît de façon régulière jusqu'à 21 ans où elle atteint une dimension moyenne de 1 m. 681 correspondant à la taille moyenne 1 m. 646. La période d'augmentation accélérée de l'envergure serait pour Wiasemsky, celle qui va de 13 à 16 ans. Cet auteur trouve la grande envergure moindre que la taille jusqu'à 10 ans, puis survient une légère différence au profit de l'envergure jusqu'à 15 ans révolus. A partir de 16 ans, l'envergure dépasse fortement la taille. Les différences observées aux divers âges entre ces deux mensurations tiendraient à la différence de leur mouvement d'accroissement. On peut même dire qu'à tous les âges, la courbe ascensionnelle de l'envergure l'emporte sur celle de la taille (Gould, Ricardi, Topinard). Dans les tableaux de Bertillon, nous faisons des constatations semblables : taille et envergure sont égales aux environs de 14 ans, puis cette dernière reste constamment supérieure. Au delà de 40 ans, la divergence s'accentue encore, mais cela tient au tassement éprouvé par la taille.

Telle est, rapidement esquissée, la marche générale de la croissance normale, harmonieuse, mais nombreuses sont les causes qui pourront l'entraver, la faire dévier : causes sociales, influences héréditaires, influence de l'alimentation, du climat, des divers états maladifs, tous éléments qui peuvent modifier la courbe régulière de la croissance.

Bien plus grande est la place que prennent, dans ce processus, les glandes à sécrétion interne. A vrai dire, quelques-unes ont une influence discutée, mais pour les autres, la démonstration n'est plus à faire.

L'insuffisance thyroïdienne, surtout si elle débute chez l'enfant, provoque des troubles intenses de nutrition et un arrêt de développement du squelette produisant le type connu du nanisme thyroïdien : grosse tête sur un corps petit mais bien proportionné dans son ensemble. C'est là un type qu'il ne faut pas confondre avec l'achondroplasique par absence du cartilage de conjugaison où la tête et le corps normaux font un frappant contraste avec les membres trop petits et disproportionnés.

A l'action favorisante exercée sur la croissance par la thyroïde, il faut opposer l'action antagoniste, frénatrice et retardante, exercée sur ce même processus par la sécrétion interne de la glande génitale. Les sujets chez lesquels une telle action n'intervient pas ou intervient trop tard subissent un accroissement anormal du tissu osseux portant surtout sur les membres inférieurs dans lesquels le tibia s'allonge plus que le fémur (Lacassagne, Lortet, Poncet).

L'acromégalie ou maladie de Pierre Marie a été longtemps considérée comme étant en relation uniquement avec des altérations de l'hypophyse. Pourtant la pathogénie uniciste de l'acromégalie semble perdre du terrain; cette maladie apparaît de plus en plus comme la résultante d'altérations diverses des glandes à sécrétion interne et en particulier de la triade génito-thyro-hypophysaire.

Telles sont les multiples causes qui peuvent intervenir pour troubler la marche normale de la croissance du corps humain. Nous allons étudier maintenant la modalité de quelques-unes de ces déviations dues aux tares dégénératives héréditaires ou accidentelles et qui peuvent être reconnues à la simple lecture des mensurations portées sur la fiche anthropométrique. Nous espérons pouvoir ainsi fixer les règles d'une méthode nouvelle d'observation anthropométrique.

CHAPITRE II

1° LA TAILLE ET LE BUSTE

Nous avons étudié précédemment le rythme de croissance de la taille et celui du buste. Il nous reste à examiner maintenant quels sont les rapports normaux de ces deux mensurations, dans quel sens elles peuvent dévier et quelle signification prennent à nos yeux de telles anomalies.

En examinant les tables de Bertillon, on constate que taille et buste sont, à tous les âges, dans un rapport assez fixe : l'enfant ayant un grand buste, celui-ci l'emporte d'environ 70 millimètres sur la demi-taille de α à 9 ans, puis la différence s'atténue pour n'être plus que de 39 millimètres à 15 ans (nous savons que pendant ce temps s'est fait le grand développement des membres inférieurs). La divergence recommence ensuite pour atteindre, vers 25 ans, 55 millimètres ; il n'y aura plus, désormais, de variation sensible.

Les statistiques de Ch. Perrier, de Maix établies dans des conditions semblables sont instructives à d'autres points de vue. Résumons et comparons leurs chiffres :

	MAIX	PERRIER
	Pour 100	Pour 100
Bustes inférieurs à la demi-taille. .	1,67	0,69
— égaux	0,25	0,23
— supérieurs de 0 à 5 centim.	31,50	27,24
— — de 5 à 10 — .	62,96	67,50
— — de 10 à 13 — .	3,14	3,60
— — de plus de 13 — .	0,45	0,81

En tenant compte de ce fait que ces chiffres ont été obtenus chez les détenus parmi lesquels, plus qu'ailleurs sans doute, se trouvent des « mal faits », la conclusion qui s'impose, c'est que les bustes supérieurs à la demi-taille de 5 centimètres et plus ont la prépondérance et cela à tout âge (Perrier, Maix). Classant ensuite les dimensions du buste par catégories de tailles, ces auteurs arrivent à des résultats semblables : « Toutes proportions gardées, un homme petit a généralement le buste long. Chez un homme grand, le buste est plutôt court. » Ces constatations sont en concordance absolue avec celles de Topinard, de Manouvrier et de Bertillon.

A 10 centimètres d'écart commence l'anomalie et nous voyons, à partir de cette limite extrême, la proportion tomber considérablement ; elle n'est plus, chez Maix, que de 3,59 pour 100 ; de même pour les bustes inférieurs ou égaux à la demi-taille qui figurent dans la statistique avec 1,92 pour 100.

Ce sont les sujets porteurs de telles anomalies anthropométriques que M. le professeur agrégé Et. Martin a voulu étudier, persuadé qu'il y avait là, en marge des rapports normaux, toute une série d'intéressantes exceptions. Nous rapportons, en les résumant succinctement, quelques observations de sujets examinés à la prison Saint-Paul.

OBSERVATIONS

Grands bustes.

OBSERVATION I. — Claude B.. , vingt-huit ans, originaire de Haute-Savoie.

Parents alcooliques. Lui-même boit depuis l'âge de seize ans. Cauchemars, hallucinations. Excitabilité avec crises impulsives pendant lesquelles il crie et frappe. Tremblement généralisé. Asymétrie cranio-faciale. Tatouages.

La fiche anthropométrique nous donne :

Taille. . . . 1.53	Tête longueur. 18.8	Pied gauche . 24,1
Envergure . . 1,55	— largeur . :5,3	Médius — . 10,1
Buste 0,86	Bizygomatique 13,5	Auric. — . 7,7
	Oreille droite . 6,1	Coudée — . 40,8

On est immédiatement frappé par ce type dégénératif caractérisé par le développement du buste, qui dépasse la demi-taille de 10 centimètres.

OBSERVATION II. — Louis Ch..., vingt-huit ans, né à Bourges. Plusieurs fois condamné. Parents vivants, bien portants. Il est le dernier de cinq enfants. Atteint de dégénérescence physique et mentale très marquée. Complètement illettré, malgré des séjours à l'école. Vagabond. Luxation congénitale droite. Hypospade. Asymétrie craniofaciale. Déformation des oreilles. Très grand buste. Asymétrie de tout le corps. Bégaiement très prononcé. Brachycéphalie. Grande oreille.

Taille . . . 1,51	Tête longueur. 17,7	Pied gauche . 24,8
Envergure. . 1,60	— largeur . 16,4	Médius — . 10,5
Buste . . . 0,845	Bizygomatique 13,6	Auric. — . 8,5
	Oreille droite . 6,5	Coudée — . 43,0

Est-il possible de rencontrer un être plus mal fait et sa fiche anthropométrique est singulièrement instructive. Pour le moment, nous n'insistons que sur ce grand buste.

OBSERVATION III. — Théodore M..., quarante ans, né à Marseille. Trois fois condamné pour vagabondage. Alcoolisme. Syphilis. Paludisme. Séjour de treize ans aux colonies. Tatouages. Grandes oreilles.

Taille . . .	1,57	Tête longueur.	17.7	Pied gauche .	24,5
Envergure. .	1,60	— largeur .	15,8	Médius —	10,5
Buste . . .	0,905	Bizygomatique	13,7	Auric. —	8.2
		Oreille droite .	6,6	Coudée —	42.7

Dans les observations II et III, nous sommes en présence d'individus de petite taille, et cette remarque doit être prise en considération pour juger du buste ; mais, malgré cette restriction, l'anomalie est évidente.

OBSERVATION IV. — B..., dix-sept ans. Père alcoolique. Au contact de son père, le fils est devenu très jeune un grand alcoolique. Débilité mentale manifeste. Perte des sentiments affectifs. Tatoué. Onychophage. Grand buste.

Taille . . .	1,675	Tête longueur.	18,6	Pied gauche .	26.5
Envergure. .	1,70	— largeur .	16,1	Médius —	10.9
Buste . . .	0.94	Bizygomatique	14,3	Auric. --	8,8
		Oreille droite .	6.5	Coudée —	44,5

OBSERVATION V. — Jean F..., cinquante ans, né à Saint-Genis-d'Aoste. Arrêté pour attentat à la pudeur. Il est célibataire, buveur de vin, syphilitique. État de dépression avec idées de suicide.

Taille . . .	1,67	Tête longueur.	18,5	Pied gauche .	26,2
Envergure. .	1,66	— largeur .	16,4	Médius —	11,3
Buste . . .	0,945	Bizygomatique	14,5	Auric. —	8,6
		Oreille droite .	6,6	Coudée —	44,0

Nous avons là un type anthropométrique nouveau caractérisé par un buste dépassant la demi-taille de 10 cm. 5 et avec une envergure plus petite que la taille. La coudée est petite, expliquant l'envergure inférieure, mais nous y reviendrons plus loin.

OBSERVATION VI. — B..., vingt-quatre ans, né à Lyon. Condamné huit fois pour vagabondage et mendicité. Son père, maçon, était très grand buveur. Un frère aîné est interné à Bron. Dans les antécédents, on relève la scrofule et des convulsions. C'est un alcoolique atteint de dégénérescence mentale et physique. Grand buste. Grandes oreilles; disproportion de la main et de la coudée. Déformation des pieds. Asymétrie du crâne. Voici sa fiche :

Taille . . .	1,62	Tête longueur.	18.5	Pied gauche .	27
Envergure. .	1.67	— largeur .	15.3	Médius —	12,3
Buste . . .	0,915	Bizygomatique	13.8	Auric. —	9,8
		Oreille droite .	6.7	Coudée —	45.5

Petits bustes.

D'autres fois, le buste peut être plus petit que la demi-taille et l'envergure l'emporter de beaucoup sur celle-ci. Il y a souvent, dans ces cas, un arrêt de développement du tronc, dont on doit rechercher la cause. Ainsi dans l'observation suivante :

OBSERVATION VII. — Jean B..., seize ans, né à Saint-Etienne. A été atteint de mal de Pott à l'âge de cinq ans. La guérison est survenue, mais avec arrêt de développement de la colonne vertébrale. A l'examen, on constate une gibbosité lombo-sacrée. Les épaules sont relevées; le buste petit, carré. Nous avions été frappé par cette fiche si caractéristique :

Taille. . . .	1,48	Tête longueur.	17,5	Pied gauche .	23,7
Envergure . .	1.60	— largeur .	15,5	Médius —	10.8
Buste. . . .	0.72	Bizygomatique	13,5	Auric. —	8,3
		Oreille droite .	6,0	Coudée —	42,1

Parfois, le buste petit appartient à des individus de haute taille qui ont un développement exagéré des membres inférieurs, ainsi que le prouvent les deux observations ci-après :

OBSERVATION VIII. — Adolphe R..., vingt et un ans, né dans la Creuse. Mère morte phtisique à vingt-deux ans. Père travailleur, ne boit pas. Un frère travaille avec le père et n'a jamais subi de condamnation. R... a commencé à voler ses parents dès l'âge de huit ans « pour boire », dit-il. Alcoolique invétéré, il est méchant quand il a bu. C'est un débile moral, impulsif, voleur, type du récidiviste qui va être relégué.

Taille . . . 1,76	Tête longueur. 19	Pied gauche . 28,6
Envergure. . 1,81	— largeur . 15,5	Médius — . 12,6
Buste . . . 0,876	Bizygomatique 13,1	Auric. — . 9,5
	Oreille droite . 6,2	Coudée — . 50,1

OBSERVATION IX. — Jules D..., vingt-trois ans, né à Villefranche (Rhône), alcoolique.

Sa fiche nous donne :

Taille 1,79	Tête longueur. 17,2	Pied gauche . 27,3
Envergure . . 1,89	— largeur . 15,2	Médius — . 12
Buste 0.90	Bizygomatique 13,9	Auric. — . 9,3
	Oreille droite . 6	Coudée — . 49,4

Nous n'insistons à dessein, dans les observations que nous venons de rapporter, que sur les anomalies de développement du buste, nous réservant de revenir sur d'autres déviations au cours des paragraphes suivants. Mais déjà nous avons rencontré quelques types anthropométriques anormaux suffisamment caractéristiques et qui se préciseront encore lorsque nous étudierons les anomalies de l'envergure et de la coudée. Les uns sont de petite taille avec un buste trop développé, micromèles avec petite envergure, type voisin de l'achondroplasie ; d'autres, malgré leur petitesse et leur grand buste ont une envergure immense et rappellent, au physique tout comme au moral, le type infantile. Il y a des individus de haute taille avec un très grand buste, des jambes relativement petites et parfois des bras courts. D'autres enfin, vrais types d'échassiers, ont le buste petit et sont « tout en jambes ».

Si nous envisageons aussi l'hérédité le plus souvent chargée de ces sujets, le vagabondage dont, jeunes ou vieux, ils sont presque tous atteints, la débilité mentale que nous avons tant de fois relevée et enfin, tous les stigmates dégénératifs dont ils sont porteurs, nous verrons « que ces mensurations anormales coïncident sur les sujets examinés avec de multiples signes de dégénérescence et qu'elles sont l'expression d'une constitution physique viciée dans son développement».

A mesure que nous avancerons dans l'examen des rapports anormaux des segments du corps, nous assisterons à la confirmation de cette idée.

2° TAILLE ET ENVERGURE

« Il y a entre l'envergure et la taille une relation bien connue, écrit Bertillon : la longueur de la grande envergure est en moyenne de 4 centimètres plus grande que la hauteur de la taille. Ces deux indications se vérifient donc mutuellement. » Au-dessous de 14 ans on voit dans les tableaux de cet auteur que l'envergure est inférieure à la taille ; à partir de cet âge, elle lui est

progressivement supérieure. Pour Topinard, « l'envergure dépasse la taille de l'homme d'une quantité variant
dans les moyennes de o à 89 pour 1.000 ». Perrier[1]
trouve que la différence entre ces deux mesures est
beaucoup plus considérable chez les anthropoïdes que
chez l'homme. Chez les criminels enfin, Lacassagne[2],
Rossi, Marro, Ferri, Näke, Baer trouvent un « indice
crucial » tel que Lambroso s'appuie sur ces chiffres
pour dire que « les criminels offrent une supériorité
marquée dans la mesure de la grande envergure comparée à la taille ». Il est probable que la proportion
considérable de grandes envergures rencontrées dans
le monde des prisons tient à ce que dans ce milieu on
trouve plus qu'ailleurs d'individus « mal faits ». En
tenant compte de cette restriction, nous pouvons utiliser
les statistiques de M. le professeur Lacassagne, de Ch.
Perrier et de Maix. Toutes concordent pour montrer
la grande proportion des fortes envergures quels
que soient la taille et l'âge.

	MAIX	PERRIER
	Pour 100	Pour 100
Envergures inférieures à la taille.	7,55	10,86
— égales — .	1,92	3,03
— supérieures — .	90,51	86,09

Dans ces envergures supérieures, les plus favorisées
sont celles qui dépassent la taille de o à 8 centimètres.
Les envergures égales (1,92), inférieures (7,55) ou
celles qui l'emportent de plus de 10 centimètres sont

[1] Ch. Perrier, *Archiv. d'Anthrop. criminelle.*, t. XXIV, 1909.
[2] Lacassagne et Vincens : Rapport de la taille et de la grande
envergure (*Bull. de la Société d'Anthropologie de Lyon*, juillet 1882).

des exceptions. Elles méritent d'être étudiées de près.

Mais une question se pose : dans ces envergures immenses ou trop petites quel est le segment qui subit l'allongement ou l'arrêt de développement, cause de l'anomalie ? L'envergure est composée du diamètre bi-acromial, du bras et de la coudée (avant-bras + main), la longueur du bras devant être diminuée de la quantité dont l'humérus plonge dans l'aisselle lorsque les bras sont étendus horizontalement (2 ou 3 centimètres et plus). En examinant à ce point de vue de nombreux sujets, nous avons acquis la conviction que l'anomalie portait sur le segment coudée, celui-ci ayant un excès ou un arrêt de développement dû soit à l'avant-bras, soit à la main. En voici des exemples :

L..., quarante-quatre ans, vagabond.
Taille 1,70   Enverg. 1,83   Médius 12,6   Coudée 5o,1

Pour une pareille taille, les tables de Bertillon donnent une coudée correspondante de 0^{m}46, un médius de 11 centimètres. Donc coudée énorme due à une très grande main. Ainsi s'explique l'envergure immense.

B..., trente-trois ans, échappé de la Guyane.
Taille 1,71   Enverg. 1,81   Coudée 49,5   Médius 12,7

La raison de la grande envergure est la même : grande coudée, grande main. De même dans les cas suivants.

S..., trente et un ans.
Taille 1,70   Env. 1,82 (rv)   Coudée 49,6   Médius 12,5
                              (au lieu de 46,2)

D..., trente-quatre ans.
Taille 1,71   Env. 1,83 (rv)   Coudée 49,4   Médius 12,4
                              (au lieu de 46.2)

V..., quarante-trois ans.

Taille 1,647   Env. 1,74 (rv)   Coudée 45,9   Médius 11,6
(au lieu de 45)

G..., quarante ans.

Taille 1,62   Env. 1,74   Coudée 48,5   Médius 11,9
(au lieu de 43,8)

C..., trente-cinq ans.

Taille 1,66   Env. 1,80   Coudée 48   Médius 11,9
(au lieu de 45)

Dr .., quarante-cinq ans.

Taille 1,726   Env. 1,88   Coudée 49,5   Médius 12,5
(au lieu de 46,2)

D..., vingt-sept ans.

Taille 1,65   Env. 1,78   Coudée 46,9   Médius 11,5
(au lieu de 45)

Dans les cas d'envergure égale ou inférieure à la stature, la raison est aussi la même : la coudée a subi un arrêt de développement.

B..., cinquante ans.

Taille 1,66   Env. 1,63 (rv)   Coudée 42,2   Médius 10,6

Au lieu des chiffres normaux : coudée, 0,45 ; médius, 0,113. Donc la petite envergure est fonction de la petite coudée et de la petite main.

B..., vingt-neuf ans.

Taille 1,62   Enverg. 1,62   Coudée 41,6   Médius 10,2
(au lieu de 43,8)

R..., vingt-cinq ans.

Taille 1,80   Enverg. 1,73   Coudée 46   Médius 11,5
(au lieu de 48,3)

S..., cinquante cinq ans.

Taille 1,54   Enverg. 1,52   Coudée 40,7   Médiùs 10,1
(au lieu de 42,5)

Nous arrêterons là cette énumération, la démonstration nous paraît faite : les déviations de l'indice crucial sont fonction de l'accroissement anormal de la coudée ou de son arrêt de développement.

Nous avons examiné les individus porteurs de telles anomalies et nous publions quelques-unes de ces observations.

OBSERVATIONS

Petites envergures.

Nous empruntons les deux premières observations si typiques à M. Et. Martin[1] qui les a déjà publiées.

OBSERVATION I. — R..., dix-neuf ans, Italien. Est le dernier d'une famille de onze enfants. Père âgé de soixante-deux ans, buveur ; mère morte à quarante-deux ans à la suite de couches. Sur les onze enfants, quatre sont vivants; les autres sont morts jeunes. Un frère s'est suicidé à vingt-huit ans, une sœur est aliénée et internée dans un asile. En venant au monde, il présentait deux pieds bots congénitaux qui furent traités; il put marcher vers l'âge de trois ans. A seize ans, tuberculose ganglionnaire du cou, pour laquelle on tenta une opération. Depuis cette époque, bronchite chronique.

Il est atteint d'hypospadias. Les doigts sont spatulés et petits au niveau des mains. Les pieds sont petits, sans déformation des orteils. Ce sont des pieds plats. Apparemment, on ne constate pas d'autre signe de dégénérescence. Voici les données de l'anthropométrie :

Taille	1.635	Tête longueur.	17.7	Pied gauche	25,4
Envergure.	1.60	— largeur	15.6	Médius —	11,1
Buste.	0.92	Bizygomatique	13.1	Auric. —	8,8
		Oreille droite	6.2	Coudée —	43,5

On est immédiatement frappé par les rapports anormaux

[1] Et. Martin, l'Anthropométrie des Dégénérés (*Livre jubilaire du professeur Lépine*, novembre 1911).

des segments anthropométriques. L'envergure est inférieure à la taille de 3 cm. 5. Le buste l'emporte sur la demi-taille de 10 cm. 5. Les pieds et les mains sont petits, ainsi que la coudée. Il existe donc une micromélie avec petite envergure et grand buste. Le trouble dans le développement du corps est évident.

OBSERVATION II. — T..., dix-sept ans, originaire du Doubs, fils naturel. Sa mère serait morte à quarante-deux ans de péritonite. Prétend s'être toujours bien porté. Sait lire et écrire. N'a pu apprendre de métier à cause de l'infirmité dont il est atteint. Il a de la polydactylie avec syndactylie. De plus, c'est un hypospade. Du côté de la tête, grandes oreilles avec asymétrie cranienne très marquée. Comme chez le précédent hypospade, il existe un développement imparfait des membres; envergure plus petite que la taille. Grand buste. Coudée petite et pieds petits. C'est également un brachycéphale.

Taille	1,76	Tête longueur.	18,2	Pied gauche .	27
Envergure . .	1,73	— largeur .	16,1		
Buste	0,93	Bizygomatique	13,9	Coudée — .	44
		Oreille droite .	6,9		

Ces deux sujets sont également porteurs de malformations congénitales du côté des extrémités : chez l'un, pieds bots congénitaux, puis pieds plats consécutifs; chez l'autre, syndactylie, avec polydactylie.

L'étude des rapports anthropométriques nous montre des troubles très nets dans le développement. Il existe de la micromélie marquée par la longueur du tronc et, par conséquent, le raccourcissement de la grande envergure, cela indépendamment de la taille, qui est grande chez l'un et moyenne chez le second.

OBSERVATION III. — C..., vingt-deux ans, né à Givors (Rhône).

Alcoolique, atteint de débilité mentale manifeste. Hallu-

cinations de l'ouïe. Idées vagues de persécution. A déjà été
interné dans un asile pour accès épisodique de délire. Voici
sa fiche anthropométrique :

Taille	. · .	1,695	Tête longueur.	18.5	Pied gauche	.	27
Envergure	.	1,69	— largeur .	15,7	Médius —	.	11,2
Buste	. . .	0,94	Bizygomatique	13,1	Auric. —	.	8,7
			Oreille droite .	6	Coudée —	.	44

Donc, grand buste et petite envergure au-dessous de
la taille, qui est grande. Ce sont les mêmes malformations
que nous avions déjà rencontrées dans l'observation V du
paragraphe précédent.

OBSERVATION IV. — D .., quarante ans. Dix condamnations pour vol. Père mort d'affection indéterminée; pas
alcoolique. Mère en bonne santé. Il est le troisième de
douze enfants, dont sept sont vivants et bien portants.
Alcoolique depuis l'âge de dix-huit ans; est poussé au vol
quand il est ivre. Il travaillait avec son père qui était
maçon; depuis la mort de ce dernier, il vagabonde. D... a
un crâne asymétrique, des oreilles petites et mal faites. Sa
fiche anthropométrique porte :

Taille	. . .	1,675	Tête longueur.	19,1	Pied gauche	.	25,2
Envergure.	.	1,67	-- largeur .	14,9	Médius —	.	10,5
Buste	. . .	0,915	Bizygomatique	13,5	Auric. —	.	8,5
			Oreille droite.	5,5	Coudée —	.	43,4

OBSERVATION V. — B..., vingt ans, né à Bourgoin (Isère).
Mère morte cardiaque. Père bien portant. Ils ont eu dix
enfants, dont B... est le dernier; cinq sont morts. B... a
été à l'école jusqu'à quatorze ans; malgré cela, il sait à
peine lire et écrire. Il n'a jamais été malade. Ce sujet a un
grand buste, petite envergure, un crâne asymétrique, de
très grandes oreilles. Dents mal implantées; une dent sup-
plémentaire à la mâchoire supérieure. Débile mental.

Taille	. . .	1,585	Tête longueur.	17	Pied gauche	.	25,7
Envergure.	.	1,58	— largeur .	14,6	Médius —	.	11,1
Buste	. . .	0,865	Bizygomatique	13,2	Auric. —	.	8,7
			Oreille droite .	7	Coudée —	.	42.2

Ce débile, porteur de tels troubles de développement, a fait, au cours de l'année 1910-1911, deux séjours au quartier Saint-Paul. Or, chaque fois, il nous a été présenté, grâce aux anomalies de sa fiche anthropométrique.

OBSERVATION VI. — D..., vingt-six ans, né à Lyon. Fils de parents alcooliques, alcoolique lui-même. Tendances convulsives dans l'enfance. Incontinence d'urine jusqu'à quatorze ans. Brachycéphalie intense, avec petite oreille et asymétrie cranio-faciale. Voici ses mensurations :

Taille . . . 1,74	Tête longueur. 16,9	Pied gauche . 26,6
Envergure. . 1,71	— largeur. . 16,2	Médius — . 11,3
Buste . . . 0,895	Bizygomatique 13,8	Auric. — . 8,5
	Oreille droite . 5,4	Coudée — . 45,3

D'autres fois les déviations de l'indice crucial normal nous mettent sur la voie de troubles du développement dus à des causes accidentelles survenues dans la première enfance, et qui ont frappé d'arrêt la croissance du membre supérieur par exemple, alors que dans le paragraphe précédent, nous avions vu la cause accidentelle provoquer l'arrêt de croissance du tronc (observation VII, petit buste à la suite de mal de Pott guéri). Voici un de ces cas :

OBSERVATION VII. — F..., trente-six ans, manœuvre. Diminution considérable de l'envergure ; arrêt de développement du membre supérieur gauche à la suite d'un abcès (à l'âge de dix-sept mois). Ankylose partielle de l'articulation de l'épaule. Os de l'avant-bras et surtout humérus petits. Coudée gauche plus petite que la droite. Asymétrie faciale. Alcoolisme subaigu.

Taille. . . . 1,61	Tête longueur. 19,7	Pied gauche . 26,9
Envergure . . 1,51	— largeur . 15,9	Médius — . 11,7
Buste 0,89	Bizygomatique 13,8	Auric. — . 9
	Oreille droite . 6,7	Coudée — . 45

En terminant ces observations d'envergures plus
petites ou égales à la taille, faisons remarquer que,
dans tous les cas que nous avons cités, se vérifie la
règle d'après laquelle la déviation en moins du rapport
de l'envergure à la taille tient à la diminution anor-
male du segment coudée pris dans son ensemble. Pour
la déviation en plus, la même règle est exacte.

Grandes envergures.

Dans le domaine des très grandes envergures, les
observations que nous avons recueillies ne sont pas
moins caractéristiques. Nous en citerons quelques-
unes :

OBSERVATION VIII. — Ch..., quarante-huit ans, natif de
la Creuse. Célibataire, vit solitaire. Il est accusé d'incendie
volontaire, crime dont il se déclare innocent. Mais l'inter-
rogatoire est difficile, car il paraît idiot. Les mesures de
ses segments sont :

Taille 1,60	Tête longueur. 19,5	Pied gauche . 27
Envergure . . 1,73	— largeur . 15,4	Médius — . 11,9
Buste 0,85	Bizygomatique 14	Auric. — . 9
	Oreille droite . 6,9	Coudée — . 47

L'envergure immense dépasse la taille de 13 centimètres,
ce qui coïncide avec la coudée de 47 centimètres alors
qu'elle devrait être normalement de 43 centimètres.

OBSERVATION IX. — W..., cinquante-cinq ans. A subi plus
de cinquante condamnations pour vagabondage. Il a fait
cinq ans de service aux colonies (fièvres palustres, dyssen-
terie, pas de syphilis avouée). Il souffre de douleurs lom-
baires qui paraissent être de la cœnestopathie. Ce sont ces
douleurs qui l'empêcheraient, dit-il, d'occuper un emploi.
Alcoolique. Est en proie à des idées dépressives.

Taille 1,69	Tête longueur. 18,8	Pied gauche . 27,8
Envergure. . 1.81	— largeur . 15.8	Médius — . 14,7
Buste 0.966	Bizygomatique 15	Auric. — . 10,1
	Oreille droite . 7,2	Coudée — . 48,7

Très grande envergure, grande coudée, médius dispro-
portionné. Nous n'insistons pas sur l'anomalie de grandeur
de l'oreille, nous y reviendrons au chapitre suivant.

OBSERVATION X. — C..., vingt ans, né à Narbonne,
arrêté pour vagabondage. Père mort à quarante-cinq ans
d'affection pulmonaire. Mère bien portante. Il est terrassier.
Déclare n'avoir jamais été malade. Buveur. On constate, à
l'examen, un léger strabisme convergent, un aplatissement
de la bosse frontale gauche, l'insertion vicieuse des dents
avec chevauchement des incisives et des canines. Petite
oreille avec tubercule darwinien très développé.

Taille. . . . 1,59	Tête longueur. 19,2	Pied gauche . 26,2
Envergure . . 1,71	— largeur . 14.9	Médius — . 11,5
Buste 0,84	Bizygomatique 13.5	Auric. — . 9
	Oreille droite . '5.5	Coudée — . 45,8

OBSERVATION XI. — M. ., dix-huit ans, né à Paris.
Arrêté pour outrage public à la pudeur et voies de fait.
Débile mental. Sa fiche porte :

Taille. . . . 1,64	Tête longueur. 18.4	Pied gauche . 2S
Envergure (rv) 1.79	— largeur . 15	Médius — . 12,2
Buste 0,83	Bizygomatique 13,1	Auric. — . 9,3
	Oreille droite . 6,1	Coudée — . 47.8

OBSERVATION XII. — A..., vingt-huit ans. Arrêté pour vol
de récolte.

Père cultivateur, alcoolique. Mère morte de maladie de
cœur. Ils avaient sept enfants dont A... est l'aîné. Il n'a
jamais eu de maladie grave. On constate chez lui une envergure immense en rapport avec une grande coudée, un développement exagéré des mains et des doigts.

Taille. . . .	1,70	Tête longueur.	18	Pied gauche	. 27,5
Envergure . .	1,83	— largeur .	15,9	Médius —	. 13,3
Buste. . . .	0,88	Oreille droite .	6,6	Auric. —	. 10,2
				Coudée —	. 49,8

On voit, par l'examen de ces quelques observations, et il y en a bien d'autres, avec quelle précision l'étude des rapports anthropométriques anormaux nous permet de nous rendre compte des perturbations du développement physique des individus provoquées par les maladies de l'enfance et de la jeunesse, ainsi que des modifications imprimées à ce développement par l'hérédité. A ces tares physiques correspondent bien des fois des troubles du développement intellectuel, et, dans nos examens à la prison, nous avons trop souvent rencontré la débilité, l'idiotie ou la folie morale chez les « mal faits » pour n'en avoir pas été frappé. D'ailleurs, Morel lui-même n'avait-il pas remarqué cette fréquence lorsqu'il formulait sa loi « de la double fécondation dans le sens du mal physique et du mal moral » et que, dans le groupe des aliénés héréditaires, il comprenait les « maniaques instinctifs » qui peuplent les prisons et les établissements pénitentiaires pour l'enfance ?

CHAPITRE III

L'OREILLE ET LE DIAMÈTRE ANTÉRO-POSTÉRIEUR MAXIMUM DU CRANE

Nous voulons établir dans ce chapitre le rapport entre la longueur de l'oreille et le diamètre antéro-postérieur maximum du crâne. L'existence d'un tel rapport est prouvée par l'examen des statistiques de Bertillon, où l'on voit en effet que la hauteur de l'oreille droite est égale, dans la majorité des cas, au tiers de la longueur de la tête, et cela à quelques millimètres près. Nous nous sommes attaché à relever les déviations du rapport de ces deux mesures chez les détenus et nous les avons vues coïncider si souvent avec de nombreux stigmates de dégénérescence qu'il y a là, croyons-nous, un moyen d'investigation précieux. D'ailleurs, depuis bien longtemps, la configuration cranienne et les descriptions de l'oreille externe avaient occupé les anthropologistes; on avait décrit avec soin et classé les asymétries et malformations de tous ordres. Mais on n'avait pas pensé à comparer entre elles les mensurations de l'oreille et du crâne, à étudier leur développement respectif et leur rapport aux différents âges, à les utiliser enfin « comme méthode d'évaluation de la symétrie dans le développement du crâne et, parallèlement, du cerveau ».

Les anomalies de forme et d'insertion de l'oreille externe ont été parfaitement exposées depuis Morel, Morselli, Giacchi, dans les études de Rossi, Gradenigo, Lombroso, Féré, Marro, Julia, Lannois[1] (1887), et surtout Louis Frigerio[2]. Tous ces auteurs avaient été frappés de l'existence d'oreilles malformées, démesurément grandes ou petites chez les sujets atteints de dégénérescence due à la tare névropathique des parents. La description de Morel a servi à constituer un type nommé l'oreille de Morel. « L'oreille, dit cet aliéniste, parfois très petite et adhérente à la tête, quelquefois démesurée, rappelle celle de certains animaux. En général les formes en sont mal dessinées, la circonférence n'est pas toujours régulière en haut, en bas, en arrière, et l'aplatissement comme l'irrégularité ou l'exagération des formes externes augmentent d'autant plus la désharmonie de l'ensemble. » Donc, pavillon mal développé, absence ou irrégularité du lobule, oreille mal ourlée et désharmonique dans son ensemble, tel est le type plus ou moins défini qu'on nomme oreille de Morel.

Bien différente est l'oreille de Wildermuth, caractérisée par la saillie exagérée de l'anthélix par rapport à l'hélix. Enfin, on a fréquemment observé chez les dégénérés la pointe de Darwin due à une incomplète évolution de l'hélix.

[1] Lannois, l'Oreille au point de vue anthropologique et médico-légal (Archives d'Anthropologie criminelle, 1887).

[2] Frigerio, l'Oreille externe (idem, 1888).

Si, aux anomalies de forme nous ajoutons les anomalies de direction dont la plus intéressante est celle
des *oreilles en anses* qui donne à la physionomie un
aspect simiesque, nous comprendrons qu'on ait pu
placer le pavillon de l'oreille au premier rang des
organes qui offrent des caractères de dégénérescence.

Mais il faut convenir que les auteurs se sont toujours
tenus dans le vague quant à l'appréciation des oreilles
anormalement grandes ou petites ; ils faisaient des
évaluations à vue d'œil, n'ayant pas de commune
mesure à quoi les comparer. C'est de la hauteur de
l'oreille que nous nous sommes occupé ; sa dimension
rigoureusement exacte à 2 millimètres près, nous est
fournie par la fiche anthropométrique et nous la
rapporterons au diamètre antéro-postérieur maximum
du crâne. Est-ce à dire que la fiche de Bertillon nous
fournisse toutes les données pour l'étude que nous nous
proposons ? Non, et tout d'abord, la fiche d'identification ne nous renseigne pas sur l'asymétrie cranienne ;
or, cette asymétrie entraîne forcément (L. Mayet,
Et. Martin) l'inégalité des deux diamètres hauteur auriculo-bregmatique et partant l'obliquité de la ligne biauriculaire normalement horizontale. Il résulte de ce
fait une asymétrie d'implantation des deux oreilles que
la fiche ne signale pas. En outre, M. le professeur
agrégé Et. Martin a montré que fréquemment, sur des
têtes asymétriques, la hauteur des pavillons des deux
oreilles était inégale et marquée par des différences
de 3, 4 et même 5 millimètres que la fiche anthropométrique, ne portant que la mesure de l'oreille droite,

ne permet pas de constater. Nous en donnerons des exemples.

L'oreille externe dérive de la première fissure pharyngienne qui, à sa partie tout externe se recourbe en gouttière et donne les diverses parties du pavillon. Dès le deuxième mois apparaît le cartilage de la conque et au troisième mois toute l'oreille externe est ébauchée. Après la naissance, d'après Kuhn (de Strasbourg), le pavillon se développe beaucoup plus en longueur qu'en largeur. Il semble que le pavillon ait atteint la dimension ordinaire à l'adolescence ; le lobule continue à s'accroître et n'est complètement développé que vers la seizième année. « Chez l'homme âgé, dit Lannois, le pavillon perd de sa légèreté, de la netteté de ses saillies et dépressions, et devient pour ainsi dire flasque. » Ces changements se traduisent par un accroissement de la longueur, qui constitue la *grande oreille des vieillards*. Nous pouvons vérifier tous ces faits dans la statistique de Bertillon où l'oreille qui a de α à 9 ans une longueur moyenne de 0,0559, atteint son terme de croissance vers 18 ans avec 0,0611, puis augmente vers 40 ans.

Quel est le rapport qui existe entre la longueur de l'oreille et la longueur de tête aux divers âges?

Pour établir ce rapport, M. Et. Martin s'est servi des tables de Bertillon basées sur plus de 8.000 cas, ainsi que des nombreuses observations anthropométriques recueillies à la prison Saint-Paul, et il a trouvé que la longueur de l'oreille est moins du tiers du diamètre antéro-postérieur du crâne pendant l'adolescence ; elle devient égale au tiers de ce diamètre à partir de 14 et

16 ans et lui reste égale ainsi, à quelques millimètres
près jusque vers 40 ans, époque où l'allongement
sénile fait considérablement varier le rapport. Nous
avons cherché à vérifier la constance du rapport de
ces deux dimensions et voici notre statistique faite
avec 300 fiches de détenus réparties en deux séries : de
20 à 30 ans et de 30 à 40 ans :

	De 20 à 30 ans nombre de cas —	Pour 100 —	De 30 à 40 ans nombre de cas —	Pour 100 —
Longueur d'oreille égale au tiers de la longueur de tête . .	4	1,33	3	1
Longueur d'oreille supérieure au tiers de la longueur de tête de 1 à 9 millimètres . . .	36	12	52	17,3
Longueur d'oreille supérieure de 1 à 1 cm. 9	31	10,3	32	10,6
Longueur d'oreille supérieure 2 centimètres et plus . . .	6	2	21	7
Longueur d'oreille inférieure de 1 à 9 millimètres	38	12,6	22	7,33
Longueur d'oreille inférieure de 1 à 1 cm. 9	29	9,66	13	4,33
Longueur d'oreille inférieure de 2 centimètres et plus . . .	3	1	6	2

Cette statistique nous permet de faire plusieurs constatations intéressantes : les longueurs d'oreilles exactement égales au tiers des longueurs de têtes sont relativement rares ; les longueurs d'oreilles supérieures ou
inférieures de quelques millimètres seulement sont en
grande majorité.

A partir de 1 centimètre d'écart le nombre des cas

observés diminue considérablement pour se réduire à des chiffres très faibles lorsque l'écart est de 2 centimètres et plus. Nous sommes là dans le domaine des exceptions que nous voulons étudier.

Remarquons enfin que c'est entre 30 et 40 ans, spécialement autour de 40 ans, que nous trouvons le plus grand nombre d'oreilles grandes.

Donc, si on considère seulement la hauteur de l'oreille, nous voyons qu'il existe trois catégories bien tranchées : 1° *les oreilles moyennes*, normales si on compare leur hauteur à la longueur de tête de l'individu qui en est porteur; 2° *les oreilles grandes*, parmi lesquelles l'observateur devra bien distinguer les grandes oreilles des vieillards et celles dont les dimensions sont réellement exagérées de celles qui, tout en ayant une hauteur à peu près normale, paraissent démesurées du fait que le sujet considéré est microcéphale ou hyperbrachycéphale; 3° *les oreilles petites*, parmi lesquelles la distinction à faire est aussi très importante, la cause d'erreur provenant d'une hyperdolichocéphalie du sujet. Nous reviendrons sur ces remarques à propos des observations que nous publions. En résumé, la règle est généralement vraie : chez les individus à crânes symétriques et à oreilles bien constituées, la hauteur de l'oreille est égale au tiers de la longueur de tête, et cela à quelques millimètres près. Nous disons crânes symétriques et oreilles bien constituées, car nous avons toujours vu les déviations du rapport normal chez des dégénérés à têtes asymétriques, à oreilles mal faites, trop grandes et mal ourlées ou arrêtées dans leur développement et mal implantées.

Les observations que nous rapportons montreront mieux tout l'intérêt qui s'attache à la méthode anthropométrique. Par l'étude de l'oreille et du crâne, des déviations de leurs rapports normaux, nous sommes mis sur la voie non seulement des malformations de l'oreille qui ont une grosse valeur dégénérative, mais encore des vices de développement du crâne : asymétries fortes, exagération ou diminution du diamètre antéro-postérieur du crâne qui amènent l'hyperdolichocéphalie ou l'hyperbrachycéphalie. Ces dernières variations de l'indice céphalique indépendantes des variations ethniques existent fréquemment chez les dégénérés, ainsi qu'il résulte des recherches de Lombroso, de Bono, de Dotto, de J. Teissier. Lucien Mayet[1] écrit même : « Nous pensons que très souvent la dolichocéphalie exagérée ou la brachycéphalie exagérée peuvent être regardées comme un stigmate de dégénérescence[1]. »

Observations de sujets porteurs de grandes oreilles.

Observation I. — S... Auguste, trente-deux ans, né en Saône-et-Loire.

Exerce la profession de peintre en bâtiments. En prévention pour attentat à la pudeur (récidive). Rien dans les antécédents. Instruction très rudimentaire, car il a eu toujours de la peine à apprendre. Réformé au régiment pour troubles visuels. Absinthisme prononcé. Tremblement. Depuis quatre années le détenu a de l'albumine dans les urines ; œdème des membres. Le cœur est hypertrophié ; on note

[1] Lucien Mayet : *les Stigmates anatomiques et physiologiques de la dégénérescence* (thèse de Lyon, 1902).

un bruit de galop. Maux de tête fréquents. Coliques fréquentes à début ombilical (le détenu manie la céruse depuis l'âge de quinze ans) ; hyperesthésie cutanée considérable. Aux yeux : double nystagmus congénital avec ptosis ; amaurose de l'œil gauche. Chez ce dégénéré alcoolisé nous notons une asymétrie cranienne manifeste, une oreille immense à peine plissée. D'après les données de Bertillon, ce sujet, pour une taille de 1,66, devrait avoir une longueur d'oreille de 0,062.

Voici son anthropométrie :

Taille . . .	1,663	Tête longueur.	19,1	Pied gauche .	26
Envergure. .	1,66	— largeur .	15	Médius —	11,8
Buste . . .	0,84	Bizygomatique	13,5	Auric. —	9,7
		Oreille droite .	8,3	Coudée —	44,3

Cette oreille, dépassant de plus de 0,05 le tiers de la longueur de tête, coïncide d'ailleurs avec de multiples autres signes de dégénérescence que nous avons signalés ; il y a également des anomalies de longueur des doigts sur lesquelles nous reviendrons dans le chapitre suivant.

OBSERVATION II. — Louis G..., vingt-six ans, né à Lyon. Père inconnu, mère vivante bien portante. Arrêté pour recel à quinze ans. Condamné une seconde fois à dix-huit ans à trois ans de maison centrale. Service militaire au 5e bataillon d'Afrique. Réformé pour otite moyenne double. Syphilis. Tatouages nombreux. C'est un débile à crâne asymétrique, à grande oreille. Il est en proie à des idées de persécution.

Taille . . .	1,71	Tête longueur.	18,8	Oreille droite .	7,3
		— largeur .	15,7	(au lieu de 6,3,	
				hauteur normale).	

OBSERVATION III. — Nous revenons à l'observation de Louis Ch..., consignée dans le paragraphe « Taille et Buste ». Cet individu, atteint de tares dégénératives très marquées, possède, outre du bégaiement, de l'hypospadias,

de l'asymétrie de tout le corps, une forte asymétrie cranio-
faciale, des oreilles déformées, un peu grandes (0,065) pour
sa taille (1,51), mais c'est surtout le rapport de leur longueur au diamètre antéro-postérieur du crâne (0,177) qui
est anormal. Cette anomalie mérite d'attirer d'autant plus
notre attention, qu'elle est due moins à la grandeur de
l'oreille qu'à la petitesse du diamètre antéro-postérieur de
la tête (0,177). Nous avons donc affaire à un hyperbrachycéphale comme l'indique du reste son indice céphalique de
92,06.

OBSERVATION IV. — Théodore M..., né à Marseille en
1871. A fait treize ans de service aux colonies où il a con-
tracté le paludisme et la syphilis. Alcoolique. Actuellement
vagabond. Asymétrie cranienne. Sa fiche anthropométrique
indique, outre un buste très grand et une oreille un peu
développée pour sa taille, un rapport anormal de la longueur de cette oreille à la longueur de tête, dû uniquement
à l'hyperbrachycéphalie du sujet.

Taille	1,57	Tête longueur.	17,7	Pied gauche	24,5
Envergure.	1,60	— largeur.	15,8	Médius —	10,5
Buste	0,90	Oreille	6,7	Auric. —	8,2
				Coudée —	42,7

OBSERVATION V. — Pétrus B..., vingt ans, garçon laitier.
Arrêté pour vol. Mère morte de tuberculose pulmonaire à
quarante ans. Père vivant, alcoolique. B... est suspect de
tuberculose. C'est un instable avec un crâne asymétrique,
des oreilles anormalement développées et de l'hyperbrachycéphalie.

Taille	1,65	Tête longueur.	17	Pied gauche	26,3
Envergure.	1,74	— largeur.	14,8	Médius —	11,8
Buste	0,875	Oreille droite.	7	Auric. —	9,4
				Coudée	46,6

OBSERVATION VI. — André L..., trente ans. Quatre condamnations pour mendicité et vagabondage. Est atteint de

tuberculose en évolution. Asymétrie cranio-faciale gauche.
Implantation vicieuse des dents. Oreilles qui sont normales
pour sa taille, mais dont le rapport avec le diamètre longueur de tête est anormal, car le sujet a 89,15 d'indice
céphalique. Voici sa fiche anthropométrique :

Taille	. . . 1.70	Tête longueur. 16,6	Pied gauche . 25,3
Envergure.	. 1.74	— largeur . 14,8	Médius — . 10,8
Buste	. . . 0,898	Oreille droite . 6,3	Auric. — . 7,4
			Coudée — . 44,5

OBSERVATION VII. — Henri V..., vingt et un ans, originaire
du département du Rhône. Mère vivante. Père mort phtisique. Il est le dernier de sept enfants vivants. A appris
le métier de boucher. Il vole de l'argent à son patron,
puis s'engage dans l'artillerie de marine. Au régiment, il
subit de nombreuses condamnations et est mêlé à une
affaire d'espionnage.

On relève sur lui de nombreux tatouages qui lui ont été
faits en prison. Grosse asymétrie cranienne dans le sens
vertical. Grande oreille, mais surtout hyperbrachycéphalie.

Taille	. . . 1.73	Tête longueur. 17.7	Pied gauche . 27
Envergure.	. 1.82	— largeur . 15.9	Médius — . 11,9
Buste	. . . 0.905	Oreille droite . 6.7	Auric. — . 9,2
			Coudée — . 46.8

OBSERVATION VIII. — Marcel P..., vingt et un ans, né à
Saint-Etienne (Loire).

Père bien portant. Mère de santé délicate. P... est un
débile qui, malgré qu'il ait fréquenté régulièrement l'école
jusqu'à treize ans et demi, lit mal et ne sait pas écrire.
C'est, de plus, un vagabond qui n'a jamais pu rester dans
une place. Il prend, en outre, des crises d'épilepsie. Bégaiement très prononcé. A encouru quinze condamnations
pour mendicité. Voûte ogivale. Implantation vicieuse des
dents ; dents supplémentaires.

Taille . . . 1.78	Tête longueur. 18,2	Pied gauche . 28,8
Envergure. . 1.86	— largeur . 17,5	Médius — . 12,3
Buste . . . 0,94	Oreille droite . 7	Auric. — . 9,7
		Coudée — . 5o,5

La disproportion de la hauteur de l'oreille droite se rencontre avec une hyperbrachycéphalie énorme : l'indice céphalique égale 96. La tête est asymétrique, l'envergure grande ainsi que le buste.

OBSERVATION IX. — Camille J..., vingt ans, né à Lyon. Condamné cinq fois pour vol.

Père très alcoolique. Mère, concierge, alcoolique aussi. Il est l'aîné de onze enfants dont cinq sont morts en bas âge. Maladie de cœur ayant débuté dans l'enfance. Crises de vertige épileptiforme qui durent cinq minutes au cours desquelles il ne perd pas connaissance, et qui surviennent à peu près tous les mois. Le détenu a eu longtemps de l'incontinence nocturne d'urine. Il fréquenta très irrégulièrement l'école et fit de très nombreuses fugues. A commis, depuis l'âge de quinze ans, de nombreux vols.

Lui-même est alcoolique. Perte complète de tout sens affectif et moral. Tatouages faits au cours de ses fugues. Cicatrices de balles de revolver. Voici la fiche :

Taille . . . 1,69	Tête longueur. 18,3	Pied gauche . 26,8
Envergure. . 1,70	— largeur . 15,7	Médius — . 11,8
Buste . . . 0 93	Oreille droite. 7,8	Auric. — . 9,5
		Coudée — . 45,2

Le sujet a donc un grand buste avec envergure égale. Asymétrie cranienne gauche. Très grandes oreilles et dissymétriques, ce que nous n'avons pu constater qu'à l'examen puisque la fiche est muette sur ce point : l'oreille droite a 0,078 tandis que la gauche n'a que 0,074.

En face de ces oreilles immenses et des diamètres antéro-postérieurs du crâne réduits produisant l'hyperbrachycéphalie, nous voulons placer les observations

d'individus à oreilles petites, mal développées, ou à
têtes hyperdolichocéphales ayant une exagération du
grand diamètre antéro-postérieur.

Observations de sujets porteurs de petites oreilles.

OBSERVATION X. — Antoine B..., trente-trois ans, verrier,
mais vit surtout de contrebande. Alcoolique invétéré.
Syphilis. Tatouages.

Taille	1,70	Tête longueur	19	Pied gauche	26,3
Envergure	1,80	— largeur	14.8	Médius —	11,2
Buste	0,91	Oreille droite	5.9	Auric. —	8,8
				Coudée —	47,3

L'envergure immense s'explique par la coudée anormalement grande. La main est petite. L'oreille, petite, coïncide
avec de la dolichocéphalie.

OBSERVATION XI. — Henri A..., dix-huit ans, né à Lyon.
Dégénéré hérédo-alcoolique. Alcoolique lui-même.

Forte asymétrie cranienne. Déformations des oreilles:
petites, charnues, sans plis. Prognathisme inférieur.

Tête longueur	17,8	Oreille droite	5,1	Taille	1,62
— largeur	15,8	(au lieu de 6,1)			

OBSERVATION XII. — Pedro C..., sujet espagnol, exerçant
la profession de terrassier. C'est un débile dont la fiche
anthropométrique est la suivante:

Taille	1,57	Tête longueur	21	Pied gauche	24,4
Envergure	1,60	— largeur	16	Médius —	11,2
Buste	0,86	Oreille droite	5.9	Auric. —	8,5
				Coudée —	43,2

On note un grand buste, une tête énorme, asymétrique,
très dolichocéphale. L'oreille est petite et à peine plissée.
L'oreille paraît petite surtout parce qu'elle coïncide avec
une longueur de tête exagérément grande.

OBSERVATION XIII. — Pierre F..., vingt ans, né à Bourga-
neuf (Creuse).

Maçon. Arrêté pour vagabondage. Mère morte phtisique
à quarante-cinq ans. Neuf enfants dont six sont morts
tuberculeux. Cicatrices d'adénites nombreuses au niveau de
la région sous-maxillaire. Voûte du palais ogivale. Asymétrie cranienne, oreilles petites.

Tête longueur.. 18,8   Oreille droite . 5,4   Taille. 1,61
— largeur . 13,1

OBSERVATION XIV. — Joseph M..., né à Lyon, fils naturel. N'a jamais été malade. A été à l'école, mais est illettré.
Débilité mentale absolue. Tatouages faits à l'école. Asymétrie cranienne marquée du côté gauche. Dents mal plantées,
crénelées, larges. Oreilles petites, lobules adhérents.

Tête longueur. 19,2   Oreille droite. 5,5   Taille. 1,59
— largeur . 15,8

OBSERVATION XV. — Emile G..., vingt-six ans, né dans
le Cantal, arrêté pour complicité de vol. Père mort acci-
dentellement. Mère bien portante. C... sait lire et écrire.
Alcoolique. Au régiment, a fait plusieurs absences illégales.

Petite oreille mal ourlée. Lobule adhérent. Goitre plon-
geant. Léger subictère.

Tête longueur. 18   Oreille droite . 5,2   Taille. 1,61
— largeur . 15,8

OBSERVATION XVI. — Philippe B..., soixante-deux ans,
arrêté pour mendicité (il a été, pour ce motif, condamné
12 fois). On note chez lui une asymétrie cranienne manifeste,
un aplatissement de la région fronto-pariétale gauche.

Tête longueur. 18,2   Oreille droite . 7,7
— largeur . 16,3

Cet individu a de grandes oreilles de vieillard. Cela est
important à connaître, et nous avons déjà attiré l'attention

sur ce fait que le rapport de la hauteur de l'oreille avec
le grand diamètre de la tête se modifie avec l'âge, et qu'il
n'a toute sa valeur qu'aux âges moyens de la vie. En effet,
Bertillon a bien montré que l'oreille, vers quarante ans,
augmente d'1 millimètre ; à cinquante ans, de 2 à 3 millimètres ; à soixante ans et au-dessus, de 5 à 6 millimètres.

OBSERVATION XVII. — C'est le cas d'un individu, Al-
bert M..., qui ne se signalait sur la fiche anthropométrique
que par les nombreux tatouages faits aux Travaux Publics
se rattachant ainsi à ce qu'on a appelé la « Race Bleue ».
A l'examen, nous avons relevé, entre autres signes de dégénérescence, des oreilles de grandeur différente.

Oreille gauche.   6.7   Oreille droite.   6,2

OBSERVATION XVIII. — Eugène B..., vingt-quatre ans,
né à Lyon. Hérédo-tuberculeux. Réformé au service militaire pour mal de Pott en évolution. On est frappé sur sa
fiche par sa petite taille et son buste relativement grand
malgré l'incurvation légère de la colonne vertébrale. On
note en outre des oreilles dissymétriques : oreille droite,
0,057, oreille gauche, 0,053.

Taille . . . . 1.48   Tête longueur. 16,8
Envergure. . 1.52   — largeur . 15.2
Buste . . . . 0.798   Oreille droite . 5.7

Ces quelques exemples suffiront, pensons-nous, à
montrer que l'étude des anomalies du rapport de la
longueur de l'oreille au diamètre antéro-postérieur du
crâne en tenant compte des dissymétries auriculaires et
de l'indice céphalique, mérite de prendre une place
importante à côté des anomalies de forme de l'oreille
ou du crâne envisagées indépendamment les unes des
autres. Nous possédons ainsi mieux qu'un moyen de

relever des signes isolés de dégénérescence, une méthode d'évaluation de la symétrie dans le développement du crâne et, parallèlement, du cerveau. Oreilles grandes et oreilles petites doivent retenir l'attention, car elles décèlent un trouble de développement. Bien entendu, dans le monde des débiles mentaux où nous avons observé, nous n'avons pas eu à tenir compte de l'influence du travail intellectuel sur le développement de la tête. Cette influence est indéniable ainsi qu'il résulte des recherches de Parchappe et Broca, de Lacassagne et Cliquet *(Annales d'Hygiène publique et de Médecine légale*, 1878): la tête est plus développée, surtout dans sa région frontale chez les gens instruits que chez les illettrés.

CHAPITRE IV

RAPPORTS DES DOIGTS AURICULAIRE ET MÉDIUS
AVEC LE PIED ET LA COUDÉE

Les anomalies des extrémités qui s'observent soit à la main soit au pied ont longtemps retenu l'attention des auteurs parce que, suivant l'expression de Féré, « la main décadente est un des rares signes que l'on puisse voir à découvert et à première vue ; joint aux stigmates que peuvent présenter la tête, la face, il acquiert une grande valeur ». Ce sont surtout les grandes malformations : adactylie, syndactylie, polydactylie, etc..., auxquelles on a attribué une réelle signification dégénérative. Mais c'était là, comme nous l'avons dit plusieurs fois déjà, des stigmates isolés au milieu d'une foule d'autres. Nous avons pensé qu'il pouvait être plus utile, au point de vue de la connaissance de la question des dégénérescences, de relever non plus des malformations, mais des déviations de rapports anthropométriques qui, chez les normaux, ont une fixité absolue.

D'ailleurs, il était logique de penser que l'influence morbide intervenant pour troubler le développement du corps devait, chez un même individu, produire des

anomalies de plusieurs segments. Notre conviction, sur
ce point, a été vite établie, car, sur chacun des sujets
que nous examinions, nous relevions, en général, des
déviations anthropométriques multiples ; il est facile
de s'en rendre compte en examinant de près les observations que nous rapportons ici.

Il nous reste à voir maintenant une dernière catégorie
de rapports : médius et coudée, auriculaire et pied
qui nous permettront, par l'examen de la fiche anthropométrique, de juger du développement de la main
et du pied. Il résulte, d'après M. Et. Martin, de l'examen des statistiques de Bertillon auquel nous nous
adressons toujours pour ces questions encore si peu
connues d'anthropométrie, à partir de l'âge de 15 ans
un rapport fixe entre la longueur du médius et la
coudée gauche. La longueur de ce doigt, prise de façon
très précise, avec, seulement un écart tolérable de
o mm. 5 est égale au quart de la coudée totale. Ces
deux segments ont une marche de croissance sem-
blable, et chacun arrive au terme de son accroissement
vers 21 ans où nous avons pour le médius 0,1128,
et pour la coudée 0,448, exactement quatre fois plus.
Cette proportion se maintient ensuite constamment
à quelques millimètres près. Nous constatons de même
que l'auriculaire est égal à trois fois la longueur du
pied avec une approximation plus large. Sur trois cents
fiches examinées par nous à ce sujet, nous avons trouvé
les résultats suivants :

Médius = 1/4 coudée. . . . . . . 3,66 o/o
Médius > de 1 à 9 millimètres. . . . 37,3 o/o
Médius > de 1 à 2 centimètres. . . . 18 o/o
Médius > au delà de 2 centimètres . . 6 o/o
Médius < que 1/4 coudée de 1 à 9 mill. 25,66 o/o
Médius < de 1 à 2 centimètres. . . . 7,3 o/o
Médius < au delà de 2 centimètres . . 1,66 o/o

Auriculaire = 1/3 longueur du pied . . 4 o/o
Auriculaire > de 1 à 9 millimètres . . 48 o/o
Auriculaire > de 1 à 2 centimètres . . 11,6 o/o
Auriculaire > au delà de 2 centimètres. 10,3 o/o
Auriculaire < de 1 à 9 millimètres . . 19,66 o/o
Auriculaire < de 1 à 2 centimètres . . 5 o/o
Auriculaire < au delà de 2 centimètres. 1,33 o/o

Ces chiffres corroborent assez bien ce que la statistique de Bertillon nous avait montré, c'est-à-dire qu'au delà de quelques millimètres d'écart, nous entrons dans le domaine des exceptions anthropométriques.

Nous nous sommes occupé de la coudée au chapitre de la grande envergure, et nous avons, à ce moment, trouvé l'explication des envergures anormales dans des anomalies de grandeur de la coudée. Mais ce segment lui-même, est composé de deux longueurs : l'avant-bras, de l'olécrâne à l'apophyse styloïde du radius, et la main ; chacune de ces longueurs variant pour son compte et indépendamment l'une de l'autre produira l'excès de grandeur ou de petitesse de l'ensemble du segment ou coudée. La fiche anthropométrique nous rend facilement compte de ces faits. Sur cette fiche ne sont portées que les longueurs du médius et de l'auriculaire et ici une question se pose : pouvons-nous, à l'aide des grandeurs digitales, juger du développement de la main ? Il n'est pas douteux qu'on peut voir chez des dégénérés des anomalies de la main tenant à une inégalité de longueur des os du métacarpe; la brachy-dactylie ne serait alors qu'apparente (thèse de Lucien Mayet, Lyon, 1902, p. 64). Mais le plus souvent, c'est la brièveté excessive ou la longueur exagérée des phalanges qui fait la grande ou la petite main.

Remarquons, en passant, que seul de tous les doigts, le médius est compris dans la coudée mesurée selon la méthode bertillonienne, et ce fait donne au rapport que nous établissons entre ces deux segments toute sa valeur.

Bien entendu, ce rapport n'a de certitude véritable qu'en dehors des déformations professionnelles des mains, or, on ne mesure que le côté gauche pour éviter l'erreur possible. Mais chez les gauchers, l'erreur sera fatale, et il faudra, dans l'examen des sujets, bien élucider ce point important avant de conclure à l'anomalie du rapport. On rencontre surtout les gauchers chez les dégénérés, et Lombroso considère ce phénomène de latéralité comme une véritable asymétrie sensorielle. Il résulte d'une enquête du Dr Schœfer, de Berlin, portant sur 18.000 enfants, que 95 pour 100 sont droitiers, 0,21 pour 100 ambidextres. Cet auteur a relevé l'hérédité directe ou indirecte dans un cas sur trois.

Ces considérations préliminaires sont applicables au rapport de l'auriculaire à la longueur du pied. Nous pouvons ainsi, grâce à l'utilisation de la fiche anthro-pométrique, trouver facilement les auriculaires courts, si fréquents chez les dégénérés et les épileptiques.

Voici quelques observations qui montreront mieux

toutes ces déviations des rapports normaux ; nous en avons déjà rencontré au cours des observations citées dans les chapitres précédents, où elles coïncidaient avec de multiples autres anomalies de développement.

OBSERVATION I. — G..., dix-huit ans, né à Lyon. Débile mental. S'est laissé entraîner par des camarades plus âgés que lui à commettre des vols à l'étalage. Sait à peine lire et écrire. Nous notons sur sa fiche :

Taille . . .	1,49	Méd. gauche .	9,5
Envergure. .	1,46	Auric. —	7,3
Pied gauche .	0,237	Coudée — .	39.3

La disproportion est évidente entre les longueurs du médius et de la coudée, de l'auriculaire et du pied. La main est petite, la coudée est raccourcie d'autant, ce qui explique la petite envergure.

OBSERVATION II. — W..., cinquante-six ans, dont nous avons déjà donné l'observation. Cet individu, mal fait, avec une envergure dépassant de plus de 10 centimètres la taille, un buste immense, une très grande oreille, nous présente aux extrémités les mesures suivantes :

Pied gauche .	27,8	Méd. gauche .	14,7
Auric. — .	10,1	Coudée — .	48,7

La main est anormalement grande, l'avant-bras petit. Pour la taille, qui est de 1 m. 69, le médius et l'auriculaire devraient avoir respectivement à peu près les longueurs suivantes : 11 cm. 5 et 9 cm. 1. De plus, si nous faisons le rapport médius-coudée, nous trouvons une différence de 10 centimètres. Il y a un écart de 2 cm. 5 dans le rapport auriculaire, longueur du pied.

OBSERVATION III. — L..., vingt-cinq ans, vagabond atteint

de débilité mentale. Répond difficilement aux questions qu'on lui pose. Ignore totalement l'âge qu'il a. L'anomalie physique la plus évidente chez lui est un petit pied plat. Sa fiche est la suivante :

Pied gauche . 24.6   Auric. gauche.   9

L'auriculaire est un peu grand, mais pour sa taille de 1 m. 66, cet individu devrait avoir normalement un pied de 25 cm. 7.

OBSERVATION IV. — Guido C..., sujet italien, vingt-six ans, arrêté pour vagabondage. On note chez lui une grande main, mais de petits avant-bras, ce qui lui laisse une coudée normale et explique que l'envergure ne dépasse pas la taille. Les pieds sont petits et il marche exactement sur la tête des métatarsiens avec orteils en l'air.

Taille.	. . . 1,72	Tête longueur.	18,8	Pied gauche	. 25,5
Envergure	. . 1,72	— largeur	. 14,8	Médius —	. 12,2
Buste.	. . . 0.94	Oreille droite .	6.6	Auric. —	: 10
				Coudée —	. 46,1

OBSERVATION V. — Pierre P..., vingt-quatre ans, mécanicien. Gaucher. N'a pas de déformation professionnelle de la main. La coudée est grande, par allongement des os de l'avant-bras. Le pied est petit. Les doigts sont de longueur normale. Très grande oreille. Taille 1 m. 75.

Pied gauche . 25,8   Médius gauche 11,7
Auric. —   . 9,3   Coudée — . 48,5

OBSERVATION VI. — Antoine G..., trente-trois ans. Espagnol. Sujet normal qui ne présente qu'un développement professionnel des doigts. Ajusteur mécanicien. Voici sa fiche :

Pied gauche . 26,1   Médius gauche 12,1
Auric. —   . 9,7   Coudée — . 44,4

OBSERVATION VII. — P..., vingt-quatre ans, né à Lyon.

Comptable arrêté pour tentative d'escroquerie. Père mort à quarante-trois ans dans un asile d'aliénés. Mère vivante, bien portante. Lui est atteint de bacillose pulmonaire et a été réformé au Conseil de revision. N'a jamais eu de crises nerveuses. On note chez lui des anomalies des rapports des extrémités. La main est très petite.

Pied gauche	. 24,3	Médius gauche	9,8
Auric. —	. 7,5	Coudée —	. 41,7

OBSERVATION VIII. — B..., né à Lyon. Condamné de nombreuses fois pour vagabondage et mendicité. C'est un vrai type de dégénérescence mentale et physique complète, dont nous avons déjà parlé au chapitre des rapports de la taille et du buste. Rappelons seulement ses antécédents très chargés : un père mort, très alcoolique ; un frère aîné enfermé dans un asile d'aliénés. Lui-même a eu des convulsions. Actuellement, il est buveur et sujet à de fréquents maux de tête. Outre une forte asymétrie cranienne, un très grand buste et de petites jambes, nous notons chez ce dégénéré une disproportion des extrémités des membres. La main est très grande. Aux pieds, il y a forte déviation avec chevauchement des orteils. La fiche anthropométrique est la suivante :

Taille	. . . 1.62	Tête longueur.	18.5	Pied gauche	. 27
Envergure.	. 1.67	— largeur	. 15.3	Médius —	. 12,3
Buste	. . . 0.915	Oreille droite.	6.7	Auric. —	. 9,8
				Coudée —	. 45.5

Les sujets dont nous venons de rapporter les observations sont non seulement porteurs d'anomalies des extrémités des membres, mais encore d'anomalies concernant d'autres segments de leur corps. Nous avons tenu dans ce chapitre à insister spécialement sur les déviations des rapports entre la longueur du médius et de l'auriculaire gauche avec la coudée et le pied car nous avons, croyons-nous, la possibilité par l'examen anthropométrique, de nous rendre compte du développement symétrique des extrémités. Bien entendu en dehors de l'acromégalie et de l'épilepsie, nous ne saurions encore préjuger des causes qui interviennent pour produire ces rapports anormaux.

CHAPITRE V

DISCUSSION

Il nous paraît résulter très nettement de l'exposé que nous venons de faire, que l'on peut observer, sous l'influence des causes héréditaires ou acquises, des anomalies de développement du crâne, des membres supérieurs et inférieurs et de leurs extrémités, anomalies qui sont décelées par la méthode des comparaisons et des rapports entre les segments anthropométriques.

Nous ne voulons pas dans ce travail déterminer avec précision les services que pourra rendre à l'observation médicale l'application systématique et raisonnée de cette méthode. Nos observations sont trop peu nombreuses pour que nous puissions préciser et différencier les types résultant des insuffisances glandulaires de ceux qui sont déterminés par des facteurs ethniques et héréditaires divers. Notre but a été simplement de préciser les données scientifiques sur lesquelles la méthode que nous préconisons a été étayée et d'indiquer la simplicité de son application et de sa généralisation. Nous le répétons, pour obtenir des résultats certains en anthropométrie, il faut une méthode unique qui fournisse à tous les observateurs des données identiques. Cette méthode, nous l'avons basée sur l'utilisation de la fiche anthropométrique, laquelle donne des résultats numériques inattaquables. Il est nécessaire que le contrôle des faits que nous apportons soit fait dans les différents centres où l'on utilise le bertillonnage, et dans les différents pays pour que nous puissions fixer définitivement les règles que nos constatations nous ont permis de poser. Alors seulement, on pourra compulser les observations faites avec les mêmes méthodes, avec les mêmes procédés et trouver dans les rapports des différents segments du corps, les signes d'une dissymétrie du développement qui, tout comme la dissymétrie du développement des facultés intellectuelles et morales, est la caractéristique de la dégénérescence.

A l'heure actuelle, ce que nous pouvons affirmer, c'est que ces rapports anormaux entre les segments anthropométriques sont très fréquemment associés aux multiples syndromes psychiques qui relèvent de la dégénérescence (idiotie, imbécillité, débilité mentale, impulsions et obsessions), syndromes qu'on ne retrouve pas au cours des intoxications et en particulier de l'alcoolisme acquis.

Nous croyons donc à l'avenir de cette méthode qui pourra fournir, pour l'étude des collectivités, un procédé de classement des anormaux. Elle ne trouve pas seulement son application dans les prisons ; nous avons étudié dans ce milieu spécial, car là seulement nous trouvions le système de Bertillon régulièrement organisé. Nous pensons que, dans les écoles et surtout

dans l'armée où l'on cherche et où l'on cherchera de
plus en plus à séparer les mal faits des éléments vérita-
blement utilisables, il y aurait dans l'observation
anthropométrique un procédé simple et rapide de
sélection. C'est là toute une question à étudier et à
laquelle notre carrière de médecin militaire nous per-
mettra peut-être de nous attacher.

Enfin, en médecine légale, la méthode des rapports
des segments anthropométriques sera un procédé d'investigation précieux pour les experts qui doivent, pour
baser leur appréciation sur un état mental, débrouiller
à l'aide d'enquêtes difficiles les modifications héréditaires ou acquises d'un organisme.

La voie est largement ouverte pour les recherches
dans les différentes branches que nous venons d'énumérer.

Nous n'avons eu d'autre intention que d'apporter un
tribut modeste à ces études nouvelles ; nous serions
heureux d'avoir réussi à montrer tout l'intérêt qui
s'attache à elles.

CONCLUSIONS

I. — L'étude anthropométrique, telle qu'elle a été entreprise par A. Bertillon pour établir l'identité des récidivistes, peut être appliquée à l'observation médicale du développement des individus.

II. — En étudiant, comme l'a fait le Dr Etienne Martin, les rapports entre les différents segments anthropométriques mensurés sur la fiche de Bertillon, on s'aperçoit qu'il existe des rapports normaux entre le développement de l'oreille et du grand diamètre du crâne, le développement de la taille et de l'envergure, le développement de la taille et du buste ; entre le développement du médius et de la longueur de la coudée ; entre le développement de l'auriculaire et celui du pied.

III. — Aux règles générales ainsi établies par des observations portant sur des milliers de cas, on voit qu'il existe des exceptions constituées par une série de rapports anormaux entre les différents segments anthropométriques que nous venons d'énumérer. La fixation et l'étude de ces rapports anormaux constituent ce que le Dr Etienne Martin a appelé *l'Anthropo-métrie des Dégénérés.*

IV. — Nous avons montré que cette méthode d'observation simple et très exacte peut donner des renseignements précieux pour dépister, dans les prisons, dans les écoles et les collectivités (armée), une série d'anormaux.

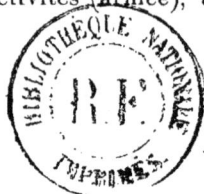

TABLE DES MATIÈRES

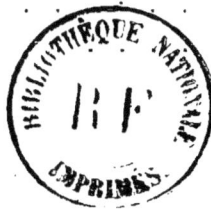

Lyon. — Imprimerie A. Rey, 4, rue Gentil. — 59983

www.ingramcontent.com/pod-product-compliance
Lightning Source LLC
Chambersburg PA
CBHW070823210326
41520CB00011B/2083